Docteur Léon T...

...

PRONOSTIC DE LA FIÈVRE TYPHOÏDE

par l'étude de la

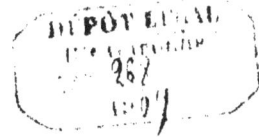

Tension

superficielle

des Urines

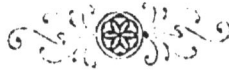

TOULOUSE

CH. DIRION, LIBRAIRE-ÉDITEUR

22, RUE DE METZ ET RUE DES MARCHANDS, 33

--

1907

Docteur Léon TEILLOT

EX-INTERNE DES HÔPITAUX DE CLERMONT-FERRAND

ANCIEN PROSECTEUR

ANCIEN PRÉPARATEUR D'HISTOLOGIE

LAURÉAT DE L'ÉCOLE DE MÉDECINE DE CLERMONT-FERRAND

PRONOSTIC DE LA FIÈVRE TYPHOÏDE

par l'étude de la

Tension

superficielle

des Urines

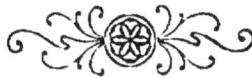

TOULOUSE

CH. DIRION, LIBRAIRE-ÉDITEUR

22, RUE DE METZ ET RUE DES MARCHANDS, 33

—

1907

INTRODUCTION

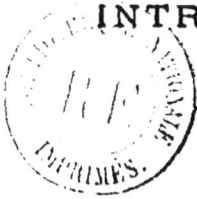

Les sentiments qu'éveillent en nous le souvenir de nos années d'études médicales et surtout des deux ans d'internat si vite écoulés à l'Ecole de Médecine de Clermont-Ferrand, sont, avant tout, des sentiments de reconnaissance. Nous sommes heureux que la tradition nous permette de dire ici, à nos Maîtres, un respectueux merci.

Nous avons eu l'honneur d'être l'interne de MM. les Professeurs Bousquet et du Cazal qui nous ont fait bénéficier de leur brillant enseignement de la pathologie, de leur profonde expérience du malade et de la clinique.

MM. les Professeurs Planchard et Maurin nous ont toujours réservé un accueil affectueux et bienveillant; nous n'oublierons jamais le semestre passé comme interne à leur service.

MM. les Professeurs Buy et Argaud furent nos Maîtres en anatomie et en histologie; nous nous rappellerons toujours les bonnes heures passées dans leur laboratoire, et nous les prions d'accepter le témoignage de notre reconnaissance.

Il nous est aussi très agréable d'exprimer nos sincères remerciements à MM. les Professeurs Dionis du Séjour et Piollet qui nous ont toujours témoigné leur bienveillante sollicitude.

A Toulouse, nous avons fait un stage dans le service de MM. Audry et Audebert. Merci à ces Maîtres pour leurs savantes leçons.

Envers M. le Professeur Bézy, nous avons contracté une double dette de reconnaissance. Nous n'oublierons pas ses leçons de pédiatrie, si intéressantes et instructives ; nous ne manquerons pas de nous remémorer les précieux principes qu'il nous a inculqués, lorsque nous nous trouverons aux prises avec les difficultés de la pratique médicale. Il nous fait aujourd'hui l'honneur de présider notre thèse ; qu'il veuille bien accepter nos respectueux hommages et nos remerciements.

Nous prions M. le Professeur Billard, de l'Ecole de Médecine de Clermont-Ferrand, qui nous a inspiré le sujet de cette thèse et aidé de ses conseils, de vouloir bien agréer l'expression de notre profonde reconnaissance.

De nos camarades, enfin, nous garderons un excellent souvenir : parmi eux, sont des intimes dont l'amitié nous a été aussi douce que précieuse, et nous accompagnera toujours dans la vie.

———————

PLAN

Nous partageons notre travail en quatre parties :

Dans une première partie, nous passerons rapidement en revue les principaux signes pronostiques de la fièvre typhoïde.

La deuxième partie sera consacrée à l'étude de la tension superficielle des urines. Après avoir donné la définition de la tension superficielle et indiqué la technique, nous montrerons que la toxicité des urines est en raison inverse de leur tension superficielle.

La troisième partie comprendra l'étude même de nos observations.

Enfin, dans la quatrième partie, nous nous occuperons de répondre aux objections et d'interpréter les résultats obtenus par l'étude de la tension superficielle des urines au cours de la fièvre typhoïde.

PREMIÈRE PARTIE

Signes pronostiques de la fièvre typhoïde.

Si, de par ses symptômes et son évolution, la fièvre typhoïde est une affection que l'on peut diagnostiquer dans la majorité des cas, le médecin est toujours fort embarrassé pour porter un pronostic décisif. La fièvre typhoïde, en effet, est de gravité très largement variable suivant qu'il s'agit de sujets hospitalisés ou de malades de la ville ; elle n'est pas la même dans les milieux militaires et dans les milieux civils, diffère encore d'une épidémie ou d'une période d'endémie à l'autre, et même se montre variable suivant les régions diverses d'un même pays.

D'une manière générale, toutes les causes, de quelque nature qu'elles soient, capables d'affaiblir la résistance de l'organisme, interviennent défavorablement dans le pronostic : l'âge avancé, les intoxications et en particulier l'alcoolisme, les excès de toutes sortes, l'état puerpéral (où l'avortement se montre avec fréquence), l'obésité, les lésions préalables du cœur, portant sur les orifices, sur le myocarde, sur le péricarde, celles des vaisseaux, le sexe féminin (Griesinger) et certaines prédispositions familiales que l'on constate sans pouvoir en définir la nature, doivent entrer en ligne de compte.

Dans le cours de l'évolution de la maladie, les renseignements pronostiques les plus précieux sont tirés de l'examen du pouls et de la température, de l'étude de la diazo-réaction d'Ehrlich et de la propriété agglutinante du sérum des typhiques, de l'analyse des symptômes dépendant du système nerveux ou fournis par le tube digestif, et en particulier par l'appareil urinaire.

Examen du pouls. — Murchison, Griesinger et la plupart des auteurs récents ont signalé la gravité des cas à pouls accéléré. A 120 degrés et au delà, le cas est sérieux, si l'accélération est continue ; à 140 degrés, le danger s'accroît encore, dit Griesinger. Si, malgré la température élevée, le pouls ne dépasse pas 110 degrés, il n'y a que peu à craindre. Si le pouls et la température s'élèvent en même temps, le cas est fâcheux. Une température basse, 39°,5, par exemple, et un pouls élevé (120 degrés et au delà), n'appartiennent qu'aux cas mortels. Les irrégularités, la petitesse du pouls sont des plus fâcheuses, en ce qu'elles impliquent la myocardite, avec tous ses dangers.

ERRATA

Au lieu de : 120, 140, 110, 120 degrés.

Lire : 120, 140, 110, 120 pulsations.

Etude de la courbe thermique. — Le thermomètre est très utile pour aider à porter un pronostic sérieusement établi, et deux considérations
doivent intervenir : 1° l'étude générale du tracé ;
2° l'étude de certaines températures en particulier.

1° La hauteur moyenne du plateau à la période
d'état indique la gravité ou la bénignité générale
d'un cas donné. Les oscillations entre 39 et
40 degrés sont d'un bon augure ; les oscillations
entre 40 et 40°,5 ou au-dessus comportent un pronostic sérieux. Les cas les plus graves sont ceux
où des exacerbations vespérales élevées sont sui-
vies d'une rémission matinale peu profonde,
ceux, en un mot, où il existe un plateau élevé,
continu, à peine brisé par de faibles oscillations
matinales. C'est un signe certain de mort, a dit
Wunderlich, quand les températures du matin
atteignent 40 degrés et que celles du soir dépas-
sent 41 degrés.

2° L'étude des chiffres thermiques considérés
isolément est aussi d'un précieux indice.

« *Le danger s'accroît aussitôt que la température atteint 40°,2 (température axillaire) ; même
dans les cas favorables, il faut s'attendre à une
convalescence très lente. A 41°,4, les chances de
mort sont déjà deux fois plus grandes que celles
de la guérison ; à 41°,5 et au-dessus, le rétablis-
sement est un fait exceptionnel.* » (Wunderlich).

Une ascension continue et rapide de la température allant à 42 degrés et au delà (on a vu
43°,25 au maximum) indique la mort prochaine.

L'ascension rapide et le maintien de la température à un degré élevé, après une hémorragie, comportent, d'après Lorain, un pronostic fatal. Un abaissement thermique brusque, qui n'est provoqué ni par un bain froid ni par une hémorragie et qui ne s'accompagne pas de bien-être général, présage le collapsus, accident des plus redoutables.

La diazo-réaction d'Ehrlich peut-elle servir à établir le pronostic ? — Il est certain que dans les formes graves, surtout au début de la maladie, quand les accidents sont d'origine purement typhique, la diazo-réaction est très intense. Cette réaction peut être utilisée à un autre point de vue, par son absence même ; par exemple, dans le cours de la maladie ou à son déclin, il peut se faire des recrudescences fébriles dues à une complication étrangère au virus typhique ; dans ce cas, la diazo-réaction est absente ; elle peut même se supprimer brusquement au moment où surgissent les accidents fébriles ; cette disparition fixe le diagnostic et, dans une certaine mesure, le pronostic. Enfin, la diazo-réaction peut servir à reconnaître si une élévation thermique est le prélude d'une rechute et fournit, à ce point de vue, un des signes les plus sensibles qui permettent de prévoir cet accident.

Examen de l'agglutination. — La propriété agglutinante du sérum des typhiques a été envisagée au point de vue du pronostic par Paul Courmont. Des courbes que cet auteur a tracées, montrant l'évolution de la température et de la puissance agglomérante du sérum, il résulte que, d'une façon générale, la courbe du pouvoir agglutinatif s'élève en même temps que s'abaisse celle de la température. C'est au moment où la chaleur du corps revient franchement à la normale que le pouvoir agglutinatif est le plus développé; il baisse ensuite à mesure que la convalescence s'affirme. La diminution brusque du pouvoir agglutinatif, tandis que la température reste très élevée, est un signe pronostique grave (Widal).

Etude des troubles nerveux. — Les troubles profonds du système nerveux, quand ils ne sont pas l'indice d'une sensibilité toute particulière due à une tare nerveuse personnelle ou héréditaire, sont en général des signes très fâcheux, parce qu'ils n'indiquent que trop souvent la présence de bacilles typhiques dans les méninges et les cavités cérébrales. Au nombre de ceux-ci, il faut citer : les convulsions, les contractures spasmodiques, le strabisme, l'inégalité des pupilles, le hoquet, le délire, et, à plus forte raison, le coma ; il en est de même de l'immobilité des yeux et de la stupeur profonde. Parfois, les signes dits méningitiques, cris hydrencéphaliques, tache rouge provoquée par la rayure de l'ongle sur la peau, raideur de la nuque, paralysie vésicale, strabisme, inégalité pupillaire, sont au grand complet et précèdent la mort de peu de temps.

Étude des troubles digestifs. — Des symptômes fournis par le tube digestif, nous ne parlerons au point de vue du pronostic que de la diarrhée, de l'hémorragie et de la perforation intestinales.

On doit à Louis une loi clinique des plus importantes sur la diarrhée typhoïdique : « La longueur et l'intensité du dévoiement, a dit cet auteur, étaient proportionnées à la violence de l'affection. » L'émission involontaire des selles paraît fâcheuse aussi dans une certaine mesure, d'une façon toute indirecte d'ailleurs, parce qu'elle accuse une prostration plus grande.

Il faut encore noter que le retour de la diarrhée dans la convalescence est souvent le premier indice d'une rechute.

La valeur pronostique de l'hémorragie intestinale a donné lieu à des opinions fort éloignées les unes des autres, les uns tenant pour sa haute gravité (Liebermeister, Murchison, Homolle), les autres la considérant sous un jour beaucoup moins défavorable (Graves, Trousseau). La gravité absolue de l'hémorragie intestinale n'est pas niable, mais il y a lieu de tenir compte de plusieurs facteurs, et la formule de Griesinger est à cet égard excellente : « La quantité de sang perdu, dit cet auteur, me paraît de la plus grande importance pour le pronostic. Dans les pertes très abondantes, il n'y a rien de bon à attendre. Il en est de même lorsque l'hémorragie intestinale est associée à d'autres hémorragies. »

La perforation intestinale se traduit par une

péritonite dont la terminaison est la mort dans l'immense majorité des cas. Cependant, la guérison peut être obtenue dans des cas exceptionnels, quand des adhérences peuvent s'établir à temps et circonscrire la péritonite. On a publié sur le mécanisme de ces guérisons des observations qui ne laissent aucun doute (Bucquoy).

Etude de l'urine. — M. Robin a donné pour le pronostic de la fièvre typhoïde les caractères suivants, tirés de l'examen de l'urine : les cas, dont l'évolution se fera d'une manière favorable, présentent une urine abondante couleur bouillon de bœuf, une excrétion élevée des matériaux solides, d'urée, d'acide urique, une densité forte, des sédiments peu abondants, une faible quantité d'albumine et pas d'indican, c'est-à-dire que la perméabilité du filtre rénal est complète, que son parenchyme est peu modifié par la toxicité des produits qui circulent dans l'organisme et que la pression sanguine se maintient. Les cas dont l'évolution sera grave ou mortelle se caractérisent précisément par la présence de phénomènes inverses : urine rare à reflets rouges ou verdâtres, densité inférieure à la normale, chiffre des matériaux solides et surtout de l'urée abaissée, albuminurie abondante, indicanurie, c'est-à-dire que la perméabilité du filtre est compromise par l'action de poisons divers (toxine typhique, produits de la fermentation intestinale, etc.), que l'activité de la nutrition est profondément entravée, que la pression sanguine est très abaissée.

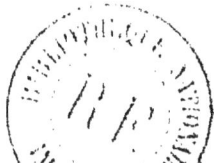

Laubry accorde une certaine importance aux
allures de la crise chlorurique. Une crise brusque indique une résolution rapide et une convalescence à évolution normale ; elle peut permet-
tre de formuler un pronostic avant la chute thermique définitive. Quant à la crise chlorurique
lente, si l'on excepte le cas où elle succède à une
décharge brusque et éphémère, ce qui lui enlève
toute signification fâcheuse, elle comporte toujours certaines réserves, au point de vue pronostique, qu'une rechute vient quelquefois justifier.
La polyurie a moins de valeur et de précision, à
cet égard, que le taux des chlorures.

De l'étude des nombreux symptômes, et aussi
des accidents et des complications de la fièvre
typhoïde (nous en avons laissé volontairement de
côté un assez grand nombre, moins importants),
on peut, d'une manière générale, tirer assez faci-
lement un pronostic relatif. Malheureusement,
parmi tous les renseignements que peut fournir
l'examen clinique, chimique et bactériologique,
il n'en est aucun qui, seul ou même réuni à
d'autres, permette de porter un pronostic décisif;
bien des circonstances en effet interviennent, qui
jouent un rôle dans la maladie, et la fièvre
typhoïde en apparence la plus légère peut se ter-
miner brusquement par une perforation intestinale et une péritonite généralisée.

DEUXIÈME PARTIE

Tension superficielle des urines.

I

Définition. — Technique. — Causes d'erreurs.

Définition. — La tension superficielle est une constante physique, spécifique des liquides, au même titre que la densité ou le point de congélation. Cette tension a été établie pour un grand nombre de liquides. Ainsi, on sait que la tension superficielle de l'eau est 7 milligr. 1/2 ; celle d'un liquide quelconque peut se calculer par la pipette compte-gouttes de Duclaux. « Des diverses méthodes, disent Guye et Perrot (Archives des Sciences physiques et naturelles de Genève, 1901), que l'on peut employer pour déterminer des tensions superficielles par le poids des gouttes, celle qui nous paraît encore donner les meilleurs résultats consiste à laisser les gouttes se former libre-

ment à l'orifice capillaire d'une pipette contenant
le liquide à étudier et préalablement calibrée avec
un liquide type, de tension superficielle connue. »

Lorsqu'une goutte se détache de l'orifice de la
pipette, l'effet de la tension superficielle qui
s'exerce sur la circonférence, suivant laquelle
va se produire la rupture, est vaincu par la pe-
santeur : si p est le poids de la goutte, φ la tension superficielle du liquide, on peut écrire :

$$K\varphi = p$$

K étant une constante, si l'on fait écouler par
le compte-gouttes un volume V de liquide de densité d, on obtient un nombre n de gouttes, et il
est facile d'établir la formule qui donne la tension
superficielle du liquide.

$$\varphi = \frac{Vd}{nK}$$

Si l'on a compté le nombre n' de gouttes d'eau
correspondant au même volume V, on a, sachant
que la tension superficielle de l'eau est 7 milligrammes 5 :

$$\varphi = 7 \text{ milligr. } 5 \times \frac{n'd}{n}$$

La pipette généralement employée a une capacité de 5 centimètres cubes et fournit exactement

100 gouttes d'eau à 15° ($n' = 100$). Dans ce cas, la tension superficielle d'un liquide, exprimée en milligrammes, est donnée par la formule :

$$\varphi = 7,5 \times \frac{100\,d}{n}$$

Il suffit donc de déterminer la densité d, du liquide, et de compter le nombre de gouttes correspondant à la capacité de 5 centimètres cubes de la pipette Duclaux.

Remarquons que la tension superficielle d'un liquide varie avec la température ; lorsque celle-ci s'élève, la tension baisse et inversement. Ainsi, la tension superficielle d'une urine après la miction, c'est-à-dire à 37°, étant de 6 milligr. 81, à 12° la tension de cette même urine devient 6 milligr. 87.

Toutefois, remarquons que la tension superficielle des liquides est constante pour une température donnée, quelles que soient d'ailleurs les températures intermédiaires par lesquelles ce liquide a pu passer. Ainsi, l'urine précédente, chauffée à 37°, a de nouveau la même tension qu'après la miction.

Technique. — Le procédé employé pour le calcul de la tension superficielle est des plus simples.

Avec une pipette Duclaux donnant 20 gouttes d'eau distillée par centimètre cube à 15°, prendre par aspiration 5 centimètres cubes d'urine filtrée ; essuyer avec soin l'ajutage inférieur pour qu'il se maintienne sec pendant la durée de l'écoulement, et après avoir établi l'appareil sur un support fixe, compter le nombre n, de gouttes que donne l'écoulement sans pression de cette quantité d'urine.

Lorsque l'écoulement est terminé, si la dernière goutte ne se détache pas, mais si elle est assez volumineuse, on la compte comme entière. Dans le cas contraire, on compte comme une demi-goutte tout le liquide qui reste retenu dans la pipette par des phénomènes de capillarité.

Prendre ensuite la densité d, de l'urine. La tension superficielle est donnée par la relation

$$T. s. = \frac{100 d \times 7.3}{n}$$

La tension superficielle de l'urine est, à l'état normal, de 6 milligr. 95 environ (Billard et Perrin).

Causes d'erreurs. — Les vases à urine et la pipette doivent être lavés avec soin. Des traces de savon, d'alcools, d'éthers, de chloroforme, de sels biliaires, modifient dans des proportions considérables la tension du liquide étudié.

D'autre part, l'alcool ingéré par le malade, le chloroforme et l'éther dans les anesthésies, manifestent leur présence dans l'urine en abaissant la tension.

II

La toxicité des urines est en raison inverse de leur tension superficielle.

Aux nombreux signes pronostiques de la fièvre typhoïde, nous venons en ajouter un autre, fourni par la recherche de la tension superficielle des urines au cours de la maladie.

Nous n'avons pas la prétention de donner ce signe pour remplacer les autres moyens de pronostic que possède la clinique, mais pour prendre sa place à côté d'eux, pour les compléter ou être complété par eux. Nous allons nous efforcer de démontrer que la détermination de la tension superficielle de l'urine est à la portée de tous, et qu'elle donne un procédé, réellement clinique, pour calculer la toxicité urinaire et par suite apprécier le fonctionnement de l'appareil rénal. L'étude de la tension superficielle des urines, au cours de la fièvre typhoïde, est, à notre avis, du plus haut intérêt pour le praticien et pour le malade.

Pour rechercher la toxicité urinaire, le Professeur Bouchard songea à injecter l'urine à des lapins, suivant en cela la méthode déjà employée par Feltz et Ritter. Comme il fallait pour la comparaison des résultats une unité de toxicité, le Professeur Bouchard lui donna le nom d'urotoxie, et la définit par la quantité d'urine nécessaire pour tuer un kilogramme de lapin. Avec une urine normale, il en faut 50 centimètres cubes pour tuer un kilogramme d'animal; selon qu'il en faudra plus ou moins, l'urine sera moins ou plus toxique.

Les expériences du Professeur Bouchard et de ses élèves, les recherches d'Ehrmann (thèse de Nancy, 1887), permettaient donc d'étudier la toxicité urinaire au cours de divers états pathologiques pour en déduire à la fois la pathogénie et le pronostic. C'est ce que fit le Professeur Charrin pour de nombreuses maladies infectieuses.

Malheureusement, si ces recherches furent un progrès pour la pathologie, elles ne pouvaient guère servir dans la pratique médicale. Vu les formes si nombreuses et variées que peut affecter la même maladie sur des organismes différents, il aurait fallu, dans chaque cas particulier, procéder à la recherche de la toxicité urinaire. D'autre part, l'étude directe de cette toxicité est plus du domaine du laboratoire que de celui de la clinique. Injecter de l'urine à des lapins, comme l'a fait Bouchard, n'est pas chose simple, rapide et économique; il fallait trouver une méthode s'adaptant mieux à la pratique journalière.

C'est alors qu'un de nos Maîtres les plus distingués de l'Ecole de Médecine de Clermont, le Professeur Billard, qui s'était déjà occupé depuis plusieurs années de la tension superficielle des liquides de l'organisme, trouva, par des recherches personnelles ou en collaboration avec le

Docteur Perrin, une relation entre la tension superficielle des urines et leur toxicité. Cette relation permet d'établir approximativement la toxicité urinaire par une méthode clinique, simple, rapide et suffisante.

Une étude approfondie de la question montra aux Docteurs Billard et Perrin que les principales substances toxiques de l'urine (pigments urinaires, acides et pigments biliaires, éthers aromatiques, toxines, etc.), sont précisément celles qui produisent un abaissement de tension des liquides dans lesquels elles sont en solution : il était donc à présumer que la tension superficielle des urines devait être en raison inverse de la toxicité.

Pour vérifier cette relation, M. le Professeur Billard et le Docteur Perrin injectèrent à des lapins, suivant la technique de Bouchard, des urines de tension superficielle variable. L'expérience vérifia leur hypothèse.

Ils prirent le lapin comme animal d'expérience et injectèrent l'urine dans la veine marginale qui court le long du bord postérieur sur la face dorsale du pavillon de l'oreille. L'appareil employé pour les injections se compose d'une éprouvette en verre, graduée et parcourue dans son axe par un tube adapté au bouchon qui ferme l'éprouvette ; à ce tube vient se fixer le caoutchouc portant une aiguille de Pravaz. Un deuxième tube coudé traverse le bouchon et s'arrête au sommet de l'éprouvette ; à son bout externe est adaptée la poire de Richardson. L'éprouvette, remplie d'urine, est placée sur un tabouret, à 0 m. 75 au-dessus du lapin à injecter, pour que la différence de pression favorise l'écoulement. Il importe de bien surveiller la vitesse d'injection pour rendre les résultats comparables. Cela est relativement facile avec la poire de Richardson.

La détermination de la toxicité est des plus simples. Soit P., le poids de l'animal, exprimé en kilogrammes ; Q., la quantité de liquide, évaluée en centimètres cubes, dont l'injection a été nécessaire pour amener la mort ; la formule

$$\frac{Q}{P}$$

donnera la quantité de liquide capable de tuer un kilogramme de cet animal. L'unité de toxicité ou « urotoxie » étant précisément la quantité d'urine qui tue un kilogramme de lapin, cette valeur sera celle de l'urotoxie.

Voici les résultats qu'obtinrent MM. Billard et Perrin en injectant des urines de tension superficielle variable :

TENSION SUPERFICIELLE	UROTOXIE
5,76	13
5,88	17
6,02	20
6,15	27
6,22	34
6,34	40

TENSION SUPERFICIELLE	UROTOXIE
6,49	45
6,60	48
6,88	53
7,09	84
7,13	88
7,25	96
7,41	164

Leur conclusion est la suivante : « Si ces résultats ne nous permettent pas, disent-ils, d'établir une loi, ils suffisent dans tous les cas à montrer que *la tension superficielle des urines est d'autant plus faible que leur toxicité est plus élevée*. Nous n'avons pas la prétention d'affirmer que la mesure de la tension superficielle de l'urine peut donner une valeur urotoxique précise ; nous avons seulement constaté que pour tuer un kilogramme de lapin, la quantité d'urine nécessaire est d'autant plus faible que la tension superficielle est plus basse.

D'autre part, MM. Billard et Perrin demandèrent à la clinique de contrôler la relation établie dans le laboratoire. De nombreuses urines pathologiques, recueillies dans les divers services de l'Hôtel-Dieu, leur permirent de constater que les résultats donnés par le calcul de la tension superficielle concordaient d'une façon remarquable avec les chiffres obtenus par la recherche directe de la toxicité, faite par les élèves de Bouchard.

TROISIÈME PARTIE

Tension superficielle des urines au cours de la fièvre typhoïde, comme signe pronostique. — Résultats.

La détermination de la tension superficielle de l'urine est, d'après ce que nous avons montré dans le chapitre précédent, simple et rapide. Les instruments nécessaires sont :

1° Un compte-gouttes de Duclaux, de 5 centimètres cubes, donnant 100 gouttes avec l'eau pure à 15 degrés ;

2° Un densimètre pèse-urine ;

3° Un thermomètre.

Quelques minutes suffisent pour mesurer la tension superficielle d'une urine. Cette petite opération peut être faite pendant qu'on prend la température du malade.

La recherche de la tension superficielle est, de plus, un procédé vraiment clinique et qui sort du domaine du laboratoire, pour évaluer la toxicité de l'urine. Ce procédé a, en outre, l'avantage

d'être très suffisant, puisque les résultats auxquels sont arrivés MM. Billard et Perrin concordent d'une façon remarquable avec les chiffres
obtenus par la recherche directe de la toxicité,
faite par les élèves de Bouchard.

Depuis 1902, M. le Professeur Billard a, par
ses recherches, accumulé un grand nombre de
résultats dont quelques-uns ont été communiqués à la Société de Biologie de Paris. En 1905,
il nous fit l'honneur de nous associer à ses recherches, et, sous sa direction, nous étudiâmes
la tension superficielle des urines pathologiques,
au cours des maladies infectieuses, et notamment des fièvres éruptives.

Nous fûmes frappés de l'utilité que pouvait
avoir, au point de vue du pronostic, la recherche
de la tension superficielle des urines au cours de
la dothiénentérie. C'est alors que nous songeâmes, sur les conseils de M. Billard, à en faire le
sujet de notre thèse.

Nous allons, par une série d'observations personnelles ou dues à l'obligeance de MM. Billard
et Perrin, montrer quels résultats peut donner la
recherche de la tension superficielle des urines
typhiques. Nous tenons auparavant à faire remarquer que nos observations ont été recueillies
dans les différents services de l'Hôtel-Dieu de
Clermont-Ferrand, pendant les années 1905 et
1906, et que nous avons, tous les jours, et avec
beaucoup de soins, recherché la tension superficielle des urines, sous la direction de M. le Professeur Billard.

OBSERVATION PREMIÈRE

(Due à MM. les Docteurs BILLARD et PERRIN).

Fièvre typhoïde d'intensité moyenne. — Guérison.

Le malade, Louis M..., âgé de trente-cinq ans, entre
à l'hôpital, le 5 janvier 1905, avec une température de
40°,1. La température se maintient en plateau jusqu'au 26, après quoi elle baisse rapidement.

Durant la première période, la tension superficielle
des urines a oscillé entre 6 milligr. 31 et 6 milligr. 58 ;
au moment de la chute de la température, la tension
s'est progressivement élevée à 6 milligr. 63, puis à
7 milligr., pour s'y maintenir.

Cette forme typhoïde a été traitée par les bains
froids, et nous avons pu noter l'influence remarquable de ceux-ci sur la tension superficielle des urines
et, par suite, sur leur toxicité.

17 janvier. — T. s. avant le bain : 6 milligr. 49.
 — T. s. après le bain : 6 milligr. 31.
21 janvier. — T. s. avant le bain : 6 milligr. 59.
 — T. s. après le bain : 6 milligr. 36.

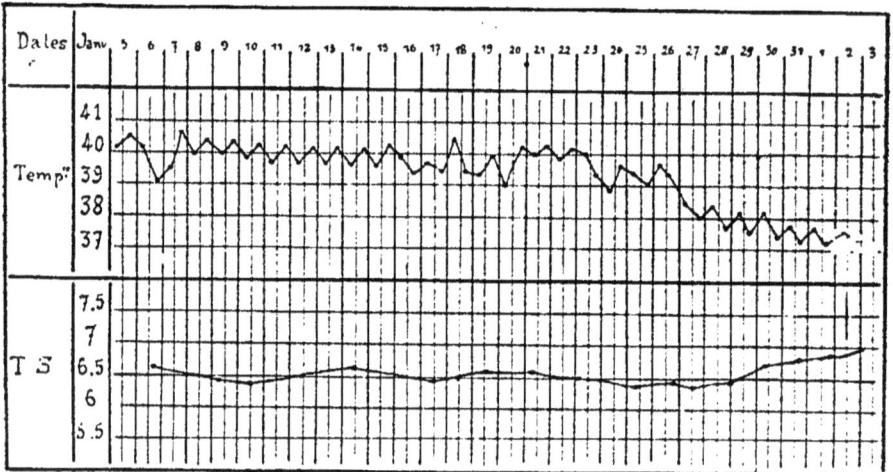

Fièvre typhoïde (Observ. I).

« La balnéothérapie n'empêche pas, d'après Roque et Lemoine, la production des poisons, elle n'est qu'un facteur facilitant leur sortie. » (Charrin, in *Poisons de l'organisme*).

Outre que la diurèse est augmentée, le malade urinant souvent dans son bain, l'urine devient plus pâle, plus claire, plus riche en poisons ; le coefficient urotoxique devient cinq à six fois plus fort qu'à l'état normal, d'après Roque et Weil, in *Traité de médecine et de thérapeutique* de Brouardel et Gilbert).

En résumé, cette observation montre que le malade a éliminé des toxines par le rein au cours de la maladie, car la tension superficielle de ses urines oscille aux environs de 6 milligr. 50. Ces urines sont donc toxiques, puisque la tension superficielle de l'urine normale est de 7 milligrammes environ, et que *la toxicité d'une urine est d'autant plus grande que la tension superficielle est plus faible.*

Le 30 janvier et jours suivants, la tension monte graduellement, pour atteindre 7 milligrammes le 2 février. A ce moment, le malade élimine beaucoup moins de toxines et n'en élimine plus le 2 février, l'urine ayant une tension normale. On voit, d'ailleurs, en examinant la courbe de température, une chute en lysis correspondant à une ascension progressive de la tension.

OBSERVATION II *(Personnelle)*.

Fièvre typhoïde bénigne. — Guérison.

Baptiste G..., maréchal-ferrant, dix-neuf ans, entre, le 15 août 1906, salle Saint-Vincent, n° 6.

Pas d'antécédents notables. La maladie s'est annoncée, le 10 août, par de la lassitude, et surtout une violente céphalée. S'est alité le 13 août; depuis ce moment : céphalée, épistaxis, lassitude. Diarrhée jaunâtre.

A son entrée, peu d'abattement, la céphalée a diminué. Pas de taches rosées lenticulaires. Langue blanche au milieu et rouge sur les bords. Quelques gargouillements dans la fosse iliaque droite. Peu de douleur à la pression. Pas de bronchite, rien au cœur. Traces d'albumine dans les urines. Température : 39°,4.

16 août. — Tension superficielle des urines : 6 milligr. 32. Température : 39°,6.

17 août. — Quelques taches rosées. Température oscille autour de 39°. Tension superficielle : 6 milligr. 28. Etat général bon.

18 août et jours suivants. — Température entre 39° et 40°. Tension superficielle varie entre 6 milligr. 25 et 6 milligr. 40.

24 août. — La température commence à baisser. T. s. : 6,42.

25 août. — T. s. : 6,51. Température baisse encore.

28 août. — T. s. : 6,80.

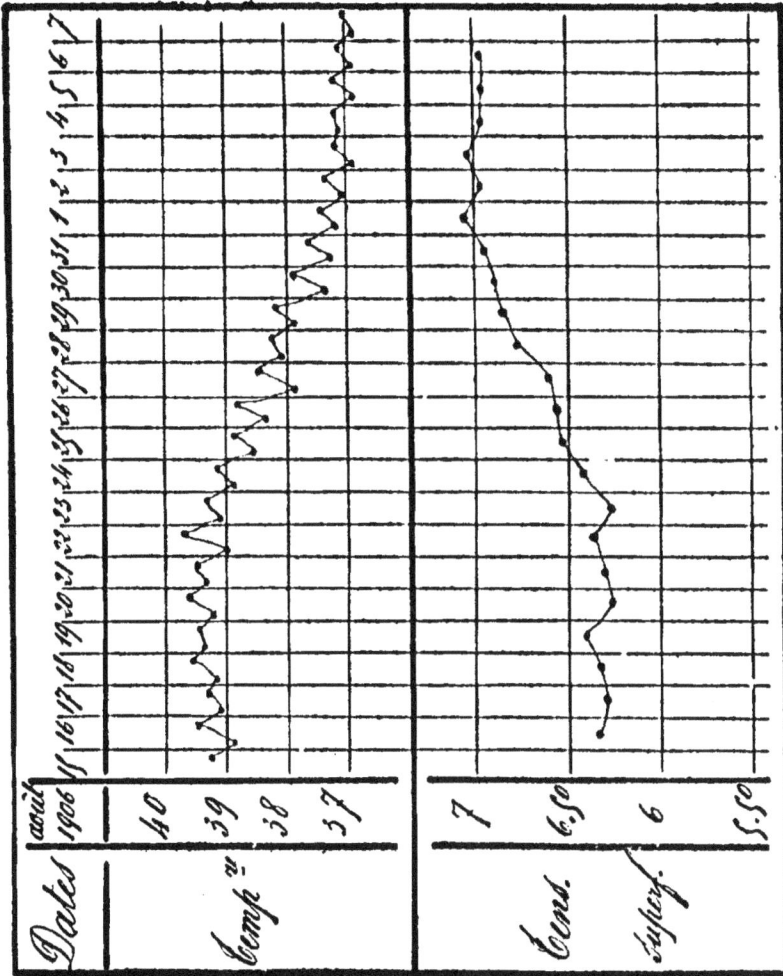

Fièvre typhoïde (OBSERV. II).

1ᵉʳ septembre. — Apyrexie qui sera définitive.

La tension superficielle, qui est montée graduellement jusqu'aux environs de 7 milligrammes, ne redescend plus.

4 septembre. — Convalescence parfaite.

En résumé, fièvre typhoïde bénigne ayant évolué sans incident.

Cette observation est identique à l'Observation I, mais il faut remarquer que la tension superficielle des urines est ici un peu plus basse que dans l'observation précédente pendant le cours de la maladie.

Observation I. — T. s. : 6,50 environ.

Observation II. — T. s. : 6,30 en moyenne.

L'état général du malade a été toujours bon, meilleur que celui du malade de l'Observation I.

OBSERVATION III (*Personnelle*).

Fièvre typhoïde bénigne. — Guérison.

Marcel V..., douze ans, entre, le 18 novembre 1905, dans la salle Saint-Nicolas.

Le petit malade était alité depuis six jours avant son entrée à l'hôpital. Il se plaint de céphalalgie sus-orbitaire. Diarrhée jaune. Pas d'épistaxis.

A son entrée, langue chargée, sans tremblements fibrillaires. Pas de douleur dans la fosse iliaque droite. Peu de gargouillements. Quelques taches rosées très discrètes. Température : 39°,6. T. s. : 6,14.

19 novembre. — Un peu de prostration. Température : 39°,2. T. s. : 6,20.

20 novembre et jours suivants. — Température oscille aux environs de 39 degrés. Tension superficielle entre 6,25 et 6. Le malade élimine très bien ses toxines.

27, 28 et 29 novembre. — Chute de la température, qui est normale le 1ᵉʳ décembre. La tension superficielle des urines monte peu à peu et atteint 6 milligrammes 90 le 2 décembre.

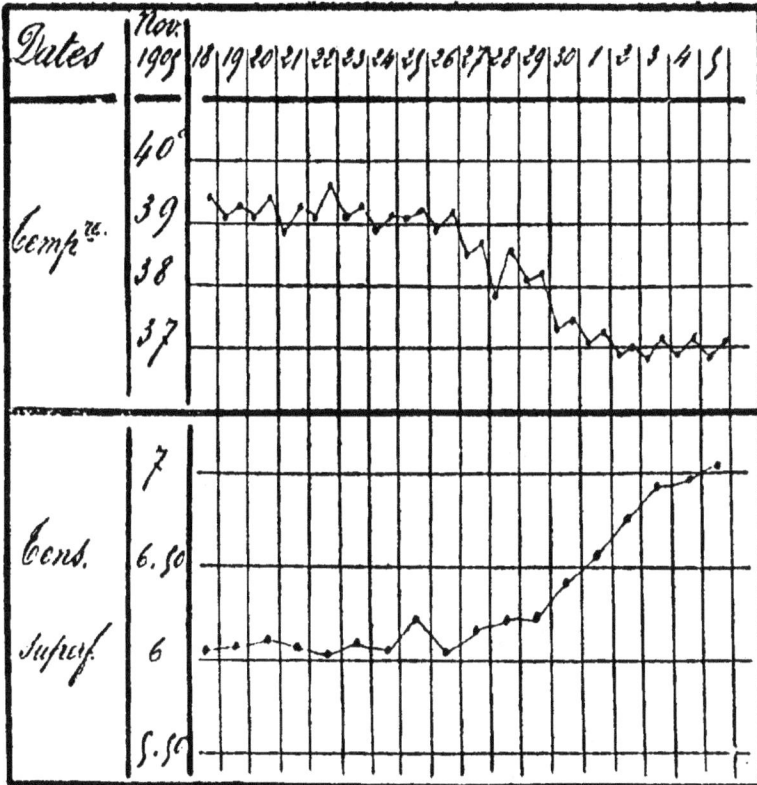

Fièvre typhoïde (OBSERV. III).

Cette fièvre typhoïde, très bénigne, a évolué normalement, et, comme dans les deux observations précédentes, la tension superficielle des urines, qui est restée aux environs de 6,20, est montée graduellement pendant que la température revenait à la normale.

OBSERVATION IV (Personnelle).

Fièvre typhoïde assez grave. — Guérison.

Joseph V..., vingt-huit ans, charretier, n° 27 de la salle Saint-Vincent.

Il entre le 4 septembre 1906, au huitième jour de la maladie. Rien à signaler dans les antécédents.

Début par des frissons. Céphalalgie. Bourdonnements d'oreille. Pas de vertiges. Epistaxis le quatrième jour. Diarrhée depuis la veille. Insomnie.

A son entrée, langue blanche avec tremblements caractéristiques. Gargouillements et douleurs dans la fosse iliaque. Plusieurs taches rosées. Hypertrophie splénique notable. Un peu de météorisme abdominal. Pouls dicrote et rapide. Rien aux poumons. Pas d'albumine.

Température : 40°,2.

5 septembre. — Température : 39°,8. T. s. : 6,62. Le malade n'élimine pas très bien ses toxines. Subdélire, regard égaré.

6 septembre. — Température : 39°,7. T. s. : 6,51.

9 septembre. — T. s. : 6,30. L'état général est meilleur, malgré un peu de prostration. La température, de 39°,5 le matin, atteint quelquefois 40°,3 le soir.

12, 13, 14 septembre. — Température de 39°,4 à 40°. Tension superficielle de 5,25 à 6,50.

Le 16 septembre, la température tombe brusquement, le matin à 37°,8, 38°5 le soir. T. s. : 6,48.

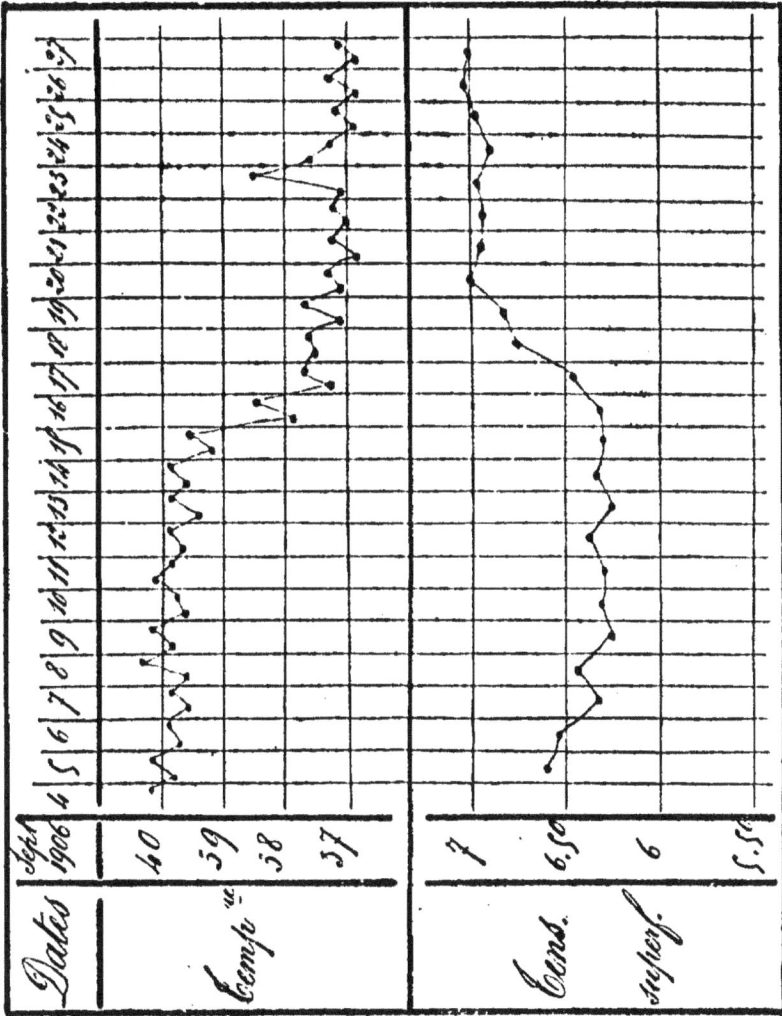

Fièvre typhoïde (OBSERV. IV).

Puis la tension superficielle devient plus élevée et atteint 7 milligr. 02 le 19 septembre. La température reste normale après quelques oscillations.

Convalescence normale, sauf une petite élévation de température causée par la visite de parents : 38°,4, le 23 septembre au soir.

En somme, fièvre typhoïde qui paraissait grave au début, puis qui a évolué normalement. Dans les premiers jours, après son entrée à l'hôpital, le malade n'éliminait pas très bien ses toxines, puisque T. s. : 6,62. Puis, la tension superficielle baisse, et l'état général s'améliore. Enfin, quand la tension remonte, le malade entre en convalescence.

OBSERVATION V

(Due à MM. Billard et Mornac. — Comptes rendus de la Société de Biologie, séance du 14 octobre 1905).

Fièvre typhoïde grave. — Guérison.

Fièvre typhoïde grave, traitée par les bains froids. La tension superficielle oscille de 6 milligr. 31 à 6 milligr. 59 ; sous l'influence des bains, la tension s'abaisse chaque fois ; par exemple, de 6 milligr. 49 à 6 milligr. 31. Guérison. Donc, la gravité de cette fièvre était indiquée par la tension urinaire élevée, et certainement, sans les bains, le malade aurait succombé.

Cette observation montre une fièvre grave, et dont la gravité est indiquée par la tension superficielle des urines élevée (6 milligr. 50 en moyenne).

OBSERVATION VI

Fièvre typhoïde bénigne. — Petite rechute. — Guérison.

Jean S..., vingt-six ans, journalier. Entré au n° 3 de la salle Saint-Vincent, le 12 novembre 1905.

Le malade a ressenti, depuis une huitaine de jours, un malaise général ; courbature et céphalalgie sus-orbitaire. Il s'est alité depuis le 6 novembre.

A son entrée, le malade est abattu et stupéfait. Céphalalgie. Cauchemars pendant la nuit. Langue blanche, mais pas de tremblements fibrillaires.

A l'examen de l'abdomen, taches rosées lenticulaires nombreuses et très nettes. Gargouillements et douleur à la pression dans la fosse iliaque droite. Le malade a de la diarrhée jaune caractéristique.

La rate n'est pas hypertrophiée. A l'auscultation des poumons, quelques râles de bronchite.

L'examen des urines donne une très nette réaction d'Ehrlich. On constate des traces d'albumine.

Le 13 novembre, lendemain de son arrivée, le malade a des épistaxis qui ne se renouvellent pas dans la suite.

Température oscille aux environs de 40°, le 12 et le 13 novembre. Puis, plateau entre 39° et 39°,5 jusqu'au 19 novembre.

La tension superficielle des urines, recherchée tous les jours, montre que le malade élimine bien ses toxines, puisqu'elle est de 6 milligrammes environ pendant toute la durée de la maladie, et fait porter un pronostic favorable.

A partir du 20 novembre, la température descend

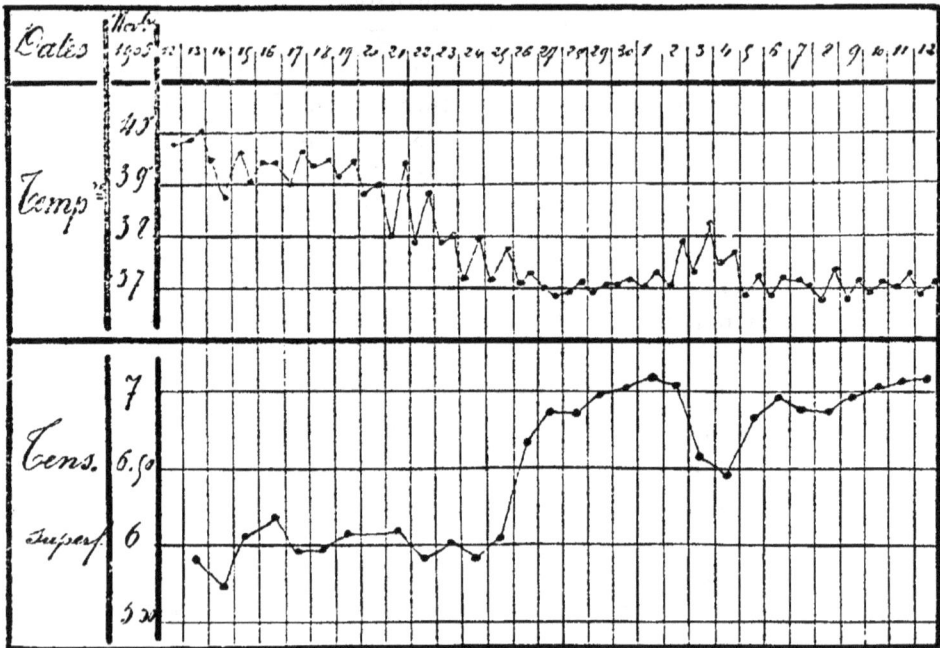

Fièvre typhoïde (Observ. VI).

en lysis, et atteint 37° le 26 novembre. La tension superficielle, de son côté, monte graduellement et atteint bientôt 7 milligrammes.

Le 28 novembre, on commence à alimenter le malade. Mais la température monte petit à petit de quelques dixièmes, et atteint 38°,2 le 3 décembre au soir.

La tension superficielle des urines, qui était normale, tombe à 6 milligr. 30 : le malade élimine encore des toxines.

Puis, tout rentre peu à peu dans l'ordre. Quelques jours plus tard, le malade est alimenté de nouveau. Il commence à se lever vers le 15 décembre, et sort guéri le 20 décembre 1905.

Cette observation montre une fièvre très bénigne, et dont la bénignité est indiquée par la tension superficielle des urines. Cette dernière, en effet, étant de 6 milligrammes, prouve la richesse des urines en toxines. Le malade éliminait très bien ses toxines; aussi, avions-nous porté un pronostic favorable.

La petite rechute survenue après sept jours d'apyrexie complète peut être attribuée à l'alimentation trop tôt commencée.

En examinant la courbe de la tension superficielle, on voit que la tension est basse pendant la période d'état et de défervescence de la maladie, puis qu'elle devient normale pendant la semaine d'apyrexie (le malade n'éliminant plus de toxines). Elle descend de nouveau assez bas pendant la rechute, puis tout rentre dans l'ordre, tension et température redevenant normales.

OBSERVATION VII

(Due à MM. Billard et Perrin).

**Fièvre typhoïde de moyenne intensité. -- Rechute. —
Guérison.**

Le malade Jean P..., vingt-cinq ans, est entré
à l'hôpital le 8 février 1905 pour une fièvre typhoïde
à la période de défervescence.

La tension superficielle de ces urines, qui était de
6 milligr. 34 avec des températures de 40 degrés,
s'est subitement élevée à 6 milligr. 79 et 7 milligr. 09,
alors que la température s'était abaissée à 37°,5. Le 26,
une rechute ayant eu lieu, la tension baisse de nouveau pour devenir finalement normale lorsque le malade est en voie de guérison.

On voit ici que la tension superficielle est relativement basse pendant que la température oscille
aux environs de 40 degrés. Puis, la température
tendant à descendre, on voit monter brusquement
à 7 milligrammes la tension qui retombe à 6 milligr. 40 pendant la rechute. On peut se demander
si la montée brusque de la tension superficielle,
alors que la température était encore supérieure
à 37 degrés, n'était pas un signe de rechute. Nous
pensons qu'on pouvait prévoir cette rechute en
examinant la courbe de tension. Les observations suivantes (X, XI, etc.) vont, d'ailleurs, nous
montrer des cas comparables à ce dernier.

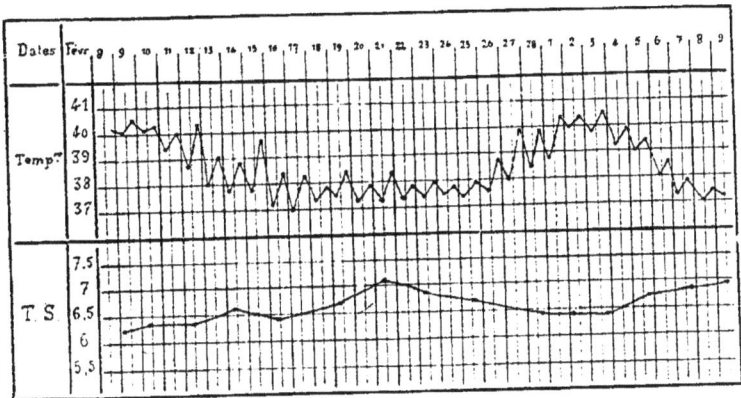

Fièvre typhoïde (Obser. VII).

OBSERVATION VIII (*Personnelle*).

Fièvre typhoïde d'intensité moyenne. — Rechute. — Guérison.

Georges I...., trente-deux ans, maçon, entre le 10 août 1906 au n° 24 de la salle Saint-Vincent.

Rien d'intéressant dans les antécédents. Père mort à trente-huit ans, d'accident. Mère et deux sœurs bien portantes. N'a jamais été malade.

L'affection aurait débuté il y a dix jours. Diarrhée dès le début. Céphalalgie continue et bourdonnements d'oreilles. Lassitude générale. Anorexie. Pas d'épistaxis.

A son entrée, la langue présente un enduit grisâtre au milieu, rouge sur les bords. Tremblements fibrillaires. Ventre un peu ballonné. Gargouillements. Peu de taches rosées. Quelques râles à la base droite. Rate hypertrophiée.

Température : 38°,9. T. s. : 6,42.

La fièvre évolue normalement jusqu'au 20 août. A partir de ce moment, il se produit de grandes oscillations. La température est normale le matin, tandis que le soir, elle descend progressivement de 40°,4 le 20 au soir, à 40° puis à 39°,6, pour devenir normale le 25 août. La tension superficielle oscille, depuis le début, entre 6,30 et 6,56 (minimum et maximum), puis monte pour atteindre 6 milligr. 92 le 26 août.

Tout allait bien (sauf tension un peu élevée : 7,14 le 28 août, 7,08 le 29, 7,02 le 30), quand la température monte subitement à 39°,6 le 1er septembre au soir.

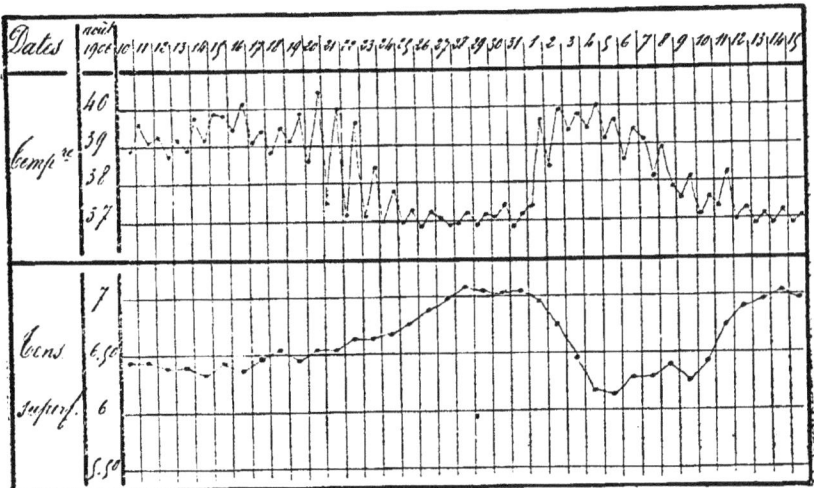

Fièvre typhoïde (Observ. VIII).

Le lendemain : 38°,4 le matin, 39°,8 le soir. Tension superficielle : 6,74.

Pendant quelques jours, la température oscille entre 39 et 40 degrés. Tension superficielle descend jusqu'à 6,16 le 4 septembre. Nombreuses taches rosées. Agitation, délire la nuit, pendant les premiers jours de la rechute.

Le 12 septembre, température et tension normales. La convalescence est franchement établie.

On voit dans cette observation, comme dans les deux dernières, la tension superficielle basse pendant la période d'état, de défervescence, et pendant la rechute, normale entre la défervescence et la rechute, et pendant la convalescence.

Nous ne nous arrêterons pas sur ce point, qui a peut-être beaucoup d'importance : c'est que, avant la rechute, la tension superficielle a été supérieure à la normale (7 milligr. 14, le 28 août). Les urines étaient à ce moment moins toxiques que des urines normales, ce manque de toxicité, résultat possible de rétention de produits microbiens, pourrait expliquer la rechute.

OBSERVATION IX *(Personnelle).*

Fièvre typhoïde grave. — Rechute. — Guérison.

Maurice V..., vingt-six ans, entre le 26 juillet 1906 à la salle Saint-Vincent.

Rien à noter dans les antécédents. Début assez brusque, il y a huit jours, par une céphalée intense. Insomnie. Pas d'épistaxis, mais perte des forces et

Fièvre typhoïde (Observ. IX).

— 49 —

anorexie. Cet état se prolonge pendant quelques jours, puis le malade s'alite.

A son entrée, langue saburrale, mais humide. Tremblements fibrillaires très marqués. Ventre souple. Grosse rate. Diarrhée jaunâtre. Eruption abondante de taches rosées sur le ventre et sur la poitrine.

Rien au cœur, ni aux poumons.

Température : 40°,2.

Le 27 juillet. — Température : 40",1. T. s. : 6,58. Malade très abattu, délire la nuit.

Pendant douze jours, la température oscille entre 39°,5 et 40°. Tension superficielle aux environs de 6,60. Le délire continue pendant la nuit. Grande prostration pendant le jour.

Puis, 9, 10 et 11 août, la température descend (37°,5 le 11 août au matin). Tension superficielle monte un peu (6,80 le 11 août).

12 août. — Température : 37°,2. T. s. : 6,90.

Subitement, le 13 août, la température monte à 39°,6, et l'état général redevient mauvais. T. s. : 6,48 : descente brusque par conséquent.

Grandes oscillations de la température avec rémissions matinales pendant huit jours, puis chute en lysis.

Pendant la rechute, la tension superficielle est relativement basse (6,20 en moyenne) et l'état général est de beaucoup meilleur à celui de la période d'état.

T. s. : 6,92 le 21 août. Température : 37°,2. Convalescence un peu traînante. Le malade a eu des furoncles. Sort guéri le 2 septembre.

Nous voyons que la rechute a été moins grave que la fièvre typhoïde. L'explication de cette bénignité relative de la rechute nous est donnée par l'examen de la tension superficielle. Les urines, en effet, ont été beaucoup plus toxiques pendant la rechute, la tension étant plus faible (6,20 au lieu de 6,60). Au début, nous n'étions pas sans inquiétudes sur l'issue de la maladie, tandis que nous avions porté un pronostic favorable pour la rechute.

OBSERVATION X (Personnelle).

Fièvre typhoïde bénigne. — Ascensions brusques de la tension et de la température. — Rechute. — Guérison.

Jean P..., quinze ans, pâtissier, entre le 3 novembre 1905 au n° 6 de la salle La Chapelle.

Le malade est alité depuis huit jours. Il se plaint de malaise général et de céphalalgie sus-orbitaire.

Il n'a pas eu d'épistaxis, pas de cauchemars, pas de diarrhée.

A son entrée, la langue est blanche, mais pas de tremblements.

A l'examen de l'abdomen, on constate quelques taches rosées lenticulaires, en petite quantité. Rate un peu hypertrophiée.

Pas de gargouillements ni de douleur à la pression dans la fosse iliaque droite. Pas de diarrhée.

Pas de bronchite. Les urines ne contiennent pas d'albumine. Elles donnent la réaction d'Ehrlich. Le malade n'est pas abattu. Facies normal.

La température présente une courbe bizarre. Pas de plateau, mais grandes oscillations, allant à 39°,7

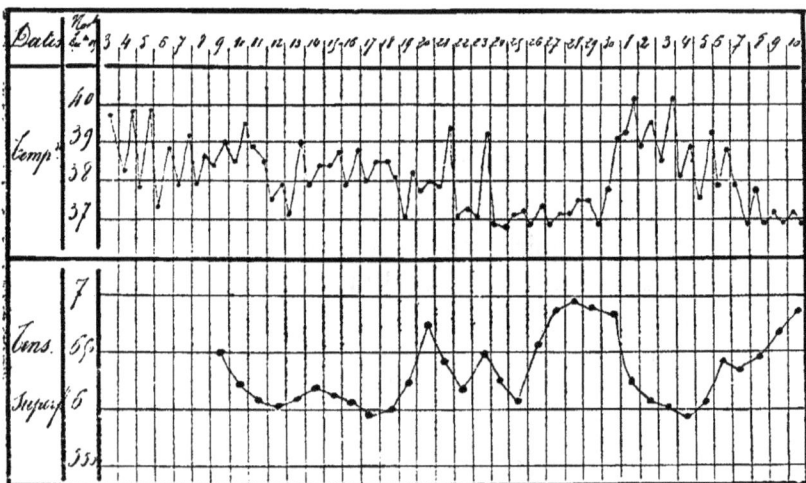

Fièvre typhoïde (Observ. X).

le 5 novembre au soir, par exemple, pour tomber le 6 au matin à 37°,4.

Cependant, le séro-diagnostic est positif, et on conclut à une fièvre typhoïde.

Du 14 novembre au 19, petit plateau à 38°,5.

La tension superficielle des urines, recherchée tous les jours, montre que le malade élimine bien ses toxines, puisqu'elle n'est guère supérieure à 6 milligrammes.

Cependant, le 20 novembre, elle atteint 6 milligr. 75, et, le lendemain, la température monte à 39°,2.

Puis, la tension baisse de nouveau. Le 23, nouvelle ascension, coïncidant avec une élévation de la température le soir même.

Puis, la température tombe à 37 degrés, et la tension superficielle monte graduellement vers 7 milligrammes.

On croit que tout est fini, et, le 28 novembre, on commence à alimenter le malade.

Mais, le 30 novembre, la température s'élève et atteint 40°,1 le 1er décembre. A cette ascension brusque de la température, correspond une descente brusque de la tension superficielle.

Pendant sa rechute, le malade a conservé un facies absolument normal et n'a pas de diarrhée. La langue, un peu blanche, n'est pas animée de tremblements. Pas de taches rosées.

On constate très nettement le signe de Philipowicz (teinte jaune de la paume des mains et de la plante des pieds). Cette teinte avait été remarquée pendant le cours de la maladie, mais elle est beaucoup plus nette pendant la rechute.

Puis, la température descend graduellement et

atteint 37 degrés le 8 décembre, et la tension superficielle redevient normale.

Le malade entre en convalescence et sort de l'hôpital guéri fin décembre.

L'examen de la courbe de tension superficielle
nous a paru très intéressant.

Recherchant la tension superficielle des urines
de ce malade le 9 novembre, pour la première
fois, nous avons trouvé 0 milligr. 55, chiffre par
conséquent un peu élevé. Aussi, voit-on la température s'élever graduellement d'un degré les 8,
9 et 10 novembre.

Dans les jours qui suivirent, la tension superficielle fut faible et l'état général du malade excellent.

Le 20 novembre, nous fûmes surpris de trouver
une tension de 0 milligr. 75. Nous avertîmes
aussitôt M. le Professeur Billard de cette ascension brusque de la tension. Notre Maître nous
répondit qu'il ne serait pas étonné de voir pro-
chainement la température s'élever. Le lendemain, le thermomètre marquait 39°,3.

Trois jours plus tard, nouvelle ascension de la
tension ; le soir même, la température du malade
était de 39°,2.

Nous n'insisterons pas sur la fin de la courbe
qui ressemble à celles des observations précédentes.

Mais faut-il voir une simple coïncidence entre
ces deux ascensions brusques de tension et les
ascensions de température qui suivirent ?

Nous ne le croyons pas, et nous pensons avec
M. le Professeur Billard qu'une ascension brus·
que de tension, au cours de la maladie (par con·
séquent au moment où le malade doit éliminer
des toxines), fait prévoir une élévation de tempé·
rature.

Si la tension, en effet, est élevée, il y a rétention
de toxines dans l'organisme, et cette rétention se
traduit par l'état général, qui devient plus mau·
vais, et par la température qui s'élève.

La recherche de la tension superficielle des
urines nous avait fait, dans ce cas, modifier le
pronostic qui nous avait paru bénin jusqu'au
20 novembre.

OBSERVATION XI *(Personnelle)*.

**Fièvre typhoïde bénigne. — Ascension brusque de ten-
sion et de température. — Guérison.**

Alexandre L..., vingt-cinq ans, entre à la salle
Saint-Louis le 15 novembre 1905.

Malade depuis huit jours, il a eu, ou à peu près, tous
les symptômes de fièvre typhoïde (épistaxis, céphalalgie, taches rosées, diarrhée, etc.).

La maladie évolue d'une manière tout à fait bénigne
pendant une huitaine de jours. Température : 39 degrés environ. Tension superficielle de 6 milligrammes
à 6 milligr. 20.

Le 24 novembre, la tension s'élève brusquement
à 6,70. Température : 38°,5. Le lendemain, l'état général est mauvais (délire, grande prostration) et température : 39°,8. T. s. : 6,52 (chiffre encore élevé).

Fièvre typhoïde (OBSERV. XI).

Le surlendemain, 26 novembre, même état général. Cependant, la tension est descendue à 6,18. Pendant ces deux jours, on a fait des lotions au malade, et on les continue encore pendant quelques jours.

Le 27 et 28 novembre, la température baisse (38°,8 et 38°,4), et la tension reste peu élevée (6,20).

L'état général s'améliore. Huit jours après, température et tension normales. Convalescence parfaite.

Comme dans l'observation précédente, nous expliquons l'élévation de température du malade, pendant quelques jours, et le mauvais état général, par la rétention des toxines qui doivent être éliminées au cours de la maladie. Cette rétention des toxines était indiquée par le chiffre élevé de la tension, le 24 et le 25 novembre.

La recherche de la tension superficielle peut ici faire modifier et le traitement (question très intéressante étudiée par M. le Professeur Billard) et le pronostic.

OBSERVATION XII

(Due à MM. Billard et Mornac. — Comptes rendus de la Société de Biologie, séance du 14 octobre 1905).

Fièvre typhoïde grave. — Mort.

Fièvre typhoïde normale au début ; la température ne dépasse pas 40°. Vers le douzième jour, le malade devient plus abattu, la diarrhée augmente, les rémissions matinales manquent. La tension superficielle urinaire passe de 6 milligr. 30 à 6 milligr. 60, et le malade meurt par excès d'intoxication, quatre à cinq jours après, avec une tension superficielle urinaire : 6,75.

OBSERVATION XIII

(Due à MM. Billard et Mornac).

Fièvre typhoïde grave. — Mort.

Fièvre typhoïde s'accompagnant, au début, de quelques symptômes nerveux, mais la température ne dépasse pas 40°, et tout rentre dans l'ordre, quand brusquement, vers le huitième jour, le délire augmente et
le malade est emporté avec tous les symptômes d'une
fièvre ataxo-adynamique. La tension superficielle
s'est élevée, le septième jour, de 6 milligr. 20 à
6 milligr. 90.

OBSERVATION XIV

(Due à MM. Billard et Mornac).

Fièvre typhoïde normale au début. — Urémie. — Mort.

Fièvre typhoïde normale, température oscillant
entre 39° et 40°; au dixième jour de la maladie, nous
constatons que la tension superficielle est de 6 milligr. 98, et nous examinons le malade, qui ne présente
rien d'anormal au point de vue clinique. Subitement,
le lendemain, le malade présente le tableau de l'urémie convulsive. Mort deux jours après.

Dans ces trois observations, la gravité de la
maladie était indiquée par la tension superficielle

semblable à celle de l'urine normale (0 milligr. 75, 6,90, 0,98).

Les trois malades, n'éliminant plus (pour une
cause ou pour une autre) les toxines qui conti-
nuaient à se former et qui s'accumulaient ainsi
dans l'organisme, ont succombé.

OBSERVATION XV *(Personnelle)*.

Fièvre typhoïde bénigne. — Rechute grave avec hémorragies intestinales. — Guérison.

Maxime R..., vingt ans, pàtissier, entre le 1er septembre 1905 à la salle La Chapelle, lit n° 9.

Antécédents héréditaires et personnels, nuls.

Le malade entre à l'hôpital vers la fin du premier
septénaire.

Depuis six à sept jours, en effet, il avait de la lassitude et de la somnolence ; la nuit, des cauchemars.

Il ne s'était pas alité, n'avait pas eu de diarrhée
ni d'épistaxis.

A son entrée, le malade se plaint de céphalalgie. La
température oscille aux environs de 39°.

Le 2 septembre, le malade commence à avoir de la
diarrhée jaunâtre, « jus de melon ». L'abdomen, un
peu ballonné, est légèrement douloureux à la pression
dans la fosse iliaque droite.

A l'examen de l'abdomen et du thorax, on ne
trouve pas de taches rosées lenticulaires. La céphalalgie s'accentue pendant quelques jours et s'accompagne de bourdonnements d'oreilles et de surdité.

La langue, sèche, rôtie, est blanche au milieu et

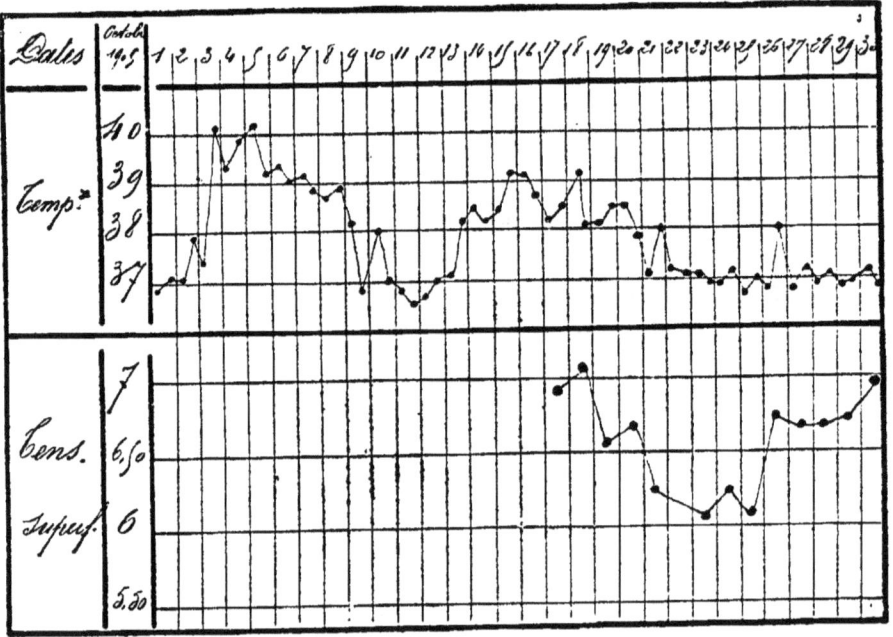

Fièvre typhoïde (Observ. XV).

rouge sur les bords. Elle présente le tremblement fibrillaire caractéristique de la fièvre typhoïde.

La prostration n'est pas très grande et le malade ne délire pas. Les urines sont chargées, mais non albumineuses.

Vers le 10 septembre, le malade se plaint d'un léger point de côté à gauche. On trouve, à l'auscultation, de la congestion des bases, et on fait, pendant plusieurs jours, des applications de teinture d'iode au point douloureux.

La température baisse graduellement et atteint 37°, le 15 septembre.

Tous les phénomènes s'amendent et le malade entre en convalescence.

Le 21 septembre, on permet un potage au malade. Le soir, la température monte à 39°,3, et est retombée le lendemain. Régime lacté pendant deux jours, puis, de nouveau, alimentation.

Tout va bien et le malade se lève.

Le 3 octobre, il mange plus que de coutume et prétend avoir eu une indigestion. Le soir, température : 40°,2.

La température oscille pendant deux jours aux environs de 40°. La diarrhée, qui avait cessé depuis la convalescence, réapparaît. Gargouillements et douleur à la pression dans la fosse iliaque droite. Céphalalgie. La langue, un peu blanche, est animée de tremblements. Pas de taches rosées lenticulaires. La paume des mains est jaunâtre (signe de Philipowicz).

Le malade est dans un état très grand de prostration et de stupeur. Il délire beaucoup et se jette hors du lit où on est obligé de le maintenir.

Régime lacté. Par jour, deux cachets de o gr. 30 de

cryogénine et quatre bains de 28° refroidis graduellement.

La température descend en lysis, quand, brusquement, le 9 octobre au soir, le malade a une hémorragie intestinale abondante.

La température tombe à 36°,8. On fait au malade
des injections d'ergotine et de sérum. On lui donne
du chlorure de calcium.

Les hémorragies durent quatre jours et sont très
abondantes. Le malade est dans la prostration la
plus complète et ne répond plus aux questions qui
lui sont posées. On constate un peu de péritonisme
pendant le temps qu'ont duré les hémorragies.

Elles cessent le 13 octobre, mais l'état général du
malade reste très mauvais. La température remonte
graduellement et atteint 39°,2, le 15 octobre au soir.
Le malade est très abattu et ne parle pas. Compresses
d'eau froide renouvelées toutes les heures sur le
thorax et l'abdomen.

Le pouls est petit. On compte 120 pulsations à la
minute. Les urines sont chargées, non albumineuses,
mais en petite quantité.

Le 17 octobre, la tension superficielle des urines
est de 6 milligr. 90; 7 milligr. 10, le 18 octobre.

Le malade n'élimine pas ses toxines. Malgré son
mauvais état général, on le met au bain (recherches
de MM. Billard et Mornac, Société de Biologie, séance
du 14 octobre 1905) : trois bains par jour.

Le soir même, la température (39°,2, le matin) descend à 38°. Une détente s'est produite et on constate
un mieux sensible.

La tension superficielle des urines baisse graduellement ainsi que la température, qui atteint 37°, le
23 octobre.

Tous les phénomènes s'amendent. La tension superficielle baisse jusqu'au 25 octobre (6 milligr. o5), puis remonte et est normale le 30 octobre.

Le malade, entré en convalescence le 23 octobre, est alimenté le 27.

Il sort guéri, avec encore un peu de surdité, le 8 novembre 1905.

En examinant la courbe de tension superficielle, on constate que cette tension est à deux époques différentes aux environs de 7 milligrammes, vers le 17 octobre et le 30 octobre, et il est intéressant de remarquer que, le 17 octobre, le malade était mourant, qu'il entrait au contraire en convalescence, le 30 octobre.

Le 17 octobre, le malade était empoisonné par les toxines éberthiennes qu'il ne pouvait éliminer au fur et à mesure de leur formation. La tension superficielle de l'urine étant très élevée, cette urine était donc très peu toxique.

Vers la fin, au contraire, l'élimination des substances toxiques est terminée. On voit alors, peu à peu, la tension superficielle s'élever et atteindre la normale quand le malade entre en convalescence.

QUATRIÈME PARTIE

I. Objections.

II. Interprétation des résultats.

I

Avant d'arriver aux conclusions, nous allons indiquer comment nous recherchions la tension superficielle des urines et répondre rapidement à quelques objections qu'on pourrait nous faire.

Nous demandions de l'urine aux malades tous les matins à la même heure. Assurément, il eût été préférable de rechercher la tension superficielle de la totalité des urines des vingt-quatre heures, puisque, depuis les travaux de Bouchard, on sait que les urines du sommeil ont une toxicité moindre que les urines de la veille. Malheureusement, il était impossible de faire conserver les urines des vingt-quatre heures à des malades

5

atteints de fièvre typhoïde, la plupart étant très
abattus et quelques-uns même ayant du délire. Ce
n'est pas sans difficultés, d'ailleurs, que nous
pouvions avoir toujours l'urine demandée.

Nous recherchions la tension superficielle de
l'urine selon la technique indiquée dans le Chapitre II (en comptant le nombre de gouttes données
par le compte-gouttes de Duclaux et en prenant
la densité de l'urine). Nous avions soin de porter
la température de l'urine aux environs de 15 degrés, soit en la chauffant, soit en la refroidissant,
car, lorsque la température d'un liquide s'élève,
sa tension baisse, et inversement. Rien de plus
simple, d'ailleurs, que d'avoir de l'urine à 15 degrés. Il suffit, en hiver, de laisser quelques ins-
tants le verre contenant l'urine dans une salle
chauffée, et, en été, de plonger le verre dans de
l'eau froide.

Nous recherchions la tension superficielle peu
de temps après la miction, car Bouchard a montré
que la toxicité augmente quand une urine est
longtemps abandonnée à elle-même.

Les urines typhiques contiennent parfois de
l'albumine, mais l'albumine ne produit qu'un
abaissement de tension superficielle insignifiant,
de même qu'elle abaisse fort peu le point de congélation.

La toxicité de l'urine est modifiée aussi par les
fermentations intestinales. Nous n'avions pas
cet inconvénient avec des malades soumis au régime lacté exclusif.

Toutes les observations contenues dans cette

thèse sont des observations en général d'adultes du sexe masculin. Nous avons dû renoncer à rechercher la tension superficielle des urines de femmes atteintes de fièvre typhoïde. Quelques-unes, par mauvais vouloir ou fausse honte, refusaient de donner leur urine d'une manière régulière ; dans d'autres cas (fièvres graves), il aurait fallu sonder quotidiennement les malades, et nous ne voulions pas leur faire courir des chances (si minimes fussent-elles) d'infection. Dans quelques cas, d'ailleurs, où nous avons pris directement l'urine dans la vessie, nous avons obtenu des résultats semblables à ceux des hommes.

Nous n'avons pas de courbe de tension superficielle à la période de début de la fièvre typhoïde, les malades n'étant hospitalisés en général qu'à la période d'état de la maladie.

On pourrait nous objecter que lorsque la température est élevée, les urines sont beaucoup plus rares, beaucoup plus concentrées et que la mesure de la tension superficielle traduirait seulement les variations de la concentration urinaire. Mais la toxicité des urines n'est-elle pas également d'autant plus grande, que celles-ci sont plus concentrées? D'ailleurs, dans plusieurs cas, nous avons tenu compte du volume des urines émises en vingt-quatre heures, et la tension superficielle la plus basse ne correspondait pas toujours à un volume minimum.

Enfin, la recherche de la tension superficielle ne nous donne aucun renseignement sur le fonctionnement de l'appareil rénal en lui-même.

Si la perméabilité rénale reste entière, nous dira-t-on, les toxines seront sûrement éliminées. Mais en l'absence de moyens sûrs et rapides nous permettant l'examen de cette perméabilité, nous préférons rechercher directement la toxicité urinaire. Que les toxines de l'organisme disparaissent au fur et à mesure de leur formation, c'est là l'essentiel, et nous disons volontiers avec Perrin : « Peu nous importe la valeur de l'ouvrier, si le travail est excellent ! »

II

D'après le Professeur Charrin, au cours de la fièvre typhoïde, « les sécrétions, tant du bacille d'Eberth que des germes nombreux qui marchent avec lui ou à sa suite, sortent par le rein au cours de la maladie. » (Charrin in *Poisons de l'organisme,* page 132).

Il n'y a donc pas ici, à proprement parler, de crise urotoxique, l'élimination des poisons se faisant pendant l'évolution de la maladie. C'est bien ce qui ressort de l'étude des variations de la tension superficielle des urines. Nous avons vu, dans tous les cas, au cours de la maladie, la tension superficielle inférieure à la normale, c'est-à-dire 7 milligrammes. Cet abaissement de la tension superficielle prouve bien que l'organisme élimine des toxines par le rein, car nous savons que plus basse est la tension superficielle de l'urine, plus grande est sa toxicité.

A la fin de la fièvre typhoïde, le malade n'élimine plus ou presque plus de toxines. La recherche de la tension superficielle des urines à ce moment le montre bien, puisqu'elle est voisine de la normale.

Voilà maintenant, à notre avis, les conclusions que l'on peut tirer de l'étude de la tension superficielle des urines au cours de la fièvre typhoïde, d'après les observations contenues dans la troisième partie.

En examinant les diverses courbes de tension dans leur ensemble, il ressort que *l'on peut porter un pronostic bénin quand la tension superficielle est basse (de 6 milligrammes à 6 milligr. 30 environ).*

Quand la tension varie entre 6 milligr. 30 et 6,60, la fièvre typhoïde est grave, mais non mortelle.

Au-dessus de 6 milligr. 60, le pronostic est excessivement grave.

L'Observation Ire nous montre, en effet, une fièvre typhoïde de moyenne intensité avec une tension de 6 milligr. 50 en moyenne. De même, l'Observation IV. Les Observations II et III sont celles de fièvres bénignes ; dans ces deux cas, la tension superficielle des urines oscillait entre 6 milligr. 20 et 6,30.

L'Observation VI est celle d'une fièvre tout à fait bénigne, car, la tension superficielle dépassant à peine 6 milligrammes, le malade élimine ses toxines d'une manière parfaite.

Par contre, voici des cas graves (Observation V, tension superficielle : 6,60, malgré les bains ; Observations IX, XII, XIII, etc.).

En examinant maintenant, non plus la courbe dans son ensemble, mais la tension superficielle un jour donné, on peut, nous semble-t-il, retirer de cet examen de grands avantages au point de vue pronostique.

Selon nous, *au cours de la fièvre typhoïde, une ascension de la tension superficielle des urines aggrave le pronostic, en l'absence même de tout autre signe clinique.*

Une ascension de la tension au cours de la fièvre, alors que normalement les toxines sont éliminées, indique une rétention de ces toxines et fait prévoir l'aggravation de l'état général. L'Observation X en donne un très bel exemple. Le 20 et le 23 novembre, nous avons constaté une élévation de la tension superficielle sans changement appréciable dans l'état général du malade. Le soir même ou le lendemain, l'élévation de la température montrait que l'organisme avait été lésé par les toxines éberthiennes non éliminées.

L'Observation XI nous donne un cas analogue. Le 24 novembre, élévation brusque de la tension superficielle (6,70), et, le lendemain, élévation de la température et mauvais état général (délire, grande prostration), alors que, jusqu'à ce moment, la fièvre avait évolué d'une façon toute bénigne.

Dans l'Observation XV, nous trouvons, le 17 et

le 18 octobre, une tension superficielle très élevée
(7 milligrammes et même 7,10), et cependant le
thermomètre marquait 38°,5 et même 38°. Aucune
indication pronostique ne nous était fournie par
la température, tandis que l'examen de la tension
nous indiquait une grave intoxication, confirmée
d'ailleurs, dans ce cas, par l'état général du malade qui était mourant.

Dans ces trois observations, les toxines, un
moment accumulées dans l'organisme, ont pu,
par la suite, être éliminées sous l'influence d'un
traitement approprié, et la maladie s'est terminée
par la guérison.

Les Observations XII, XIII et XIV nous mon-
trent, au contraire, des fièvres typhoïdes graves
terminées par la mort des malades. Dans ces trois
cas, on trouve une ascension brusque de la tension superficielle des urines, indice d'un pronostic
grave, et dans l'Observation XIV, alors que rien
au point de vue clinique ne montrait un changement dans l'état général du malade, seule la tension superficielle indiquait la gravité de la fièvre
typhoïde.

En résumé, nous arrivons à cette conclusion
déjà établie par Billard et Mornac : « *Une fièvre
typhoïde est d'autant plus grave que la tension
superficielle des urines est plus élevée, c'est-à-dire
se rapproche de la normale (7 milligrammes).* »

Nous n'avons pas la prétention d'ériger en loi
cette relation entre les variations de la tension
superficielle et la gravité de la fièvre typhoïde ;
nous pensons, néanmoins, que la recherche de la

tension superficielle, d'une exécution simple et rapide, fournit un signe pronostique de la fièvre typhoïde excellent, et peut rendre de réels services aux praticiens et aux malades.

CONCLUSIONS

I. — De tous les signes pronostiques de la flèvre typhoïde, aucun ne permet à lui seul de porter un pronostic décisif.

II. — La détermination de la tension superficielle est simple et rapide. La toxicité des urines est en raison inverse de leur tension superficielle.

III. — De l'étude des courbes de tension superficielle des urines, il ressort que :

1° Le pronostic d'une flèvre typhoïde est bénin quand la tension urinaire est faible.

2° Au cours de la flèvre typhoïde, une ascension de la tension superficielle des urines aggrave le pronostic, en l'absence même de tout autre signe clinique.

3° Une fièvre typhoïde est d'autant plus grave que la tension superficielle des urines est plus élevée, c'est-à-dire se rapproche de la normale (7 milligrammes).

———————

BIBLIOGRAPHIE

Ammann. — La dépression de la constante capillaire des urines pathologiques (in Bulletin des Sciences pharmacologiques, t. V, année 1902).

Arsonval. (D'). — Traité de physique biologique.

Balthazar. — Toxine et antitoxine typhiques (Thèse de Paris, 1902).

Bardier et Cluzet. — Sur la tension superficielle des liquides de l'organisme (Société de biologie, 15 janvier 1902).

Billard. — Sur les variations de la tension superficielle des urines au cours de quelques maladies (Province médicale, 2 juin 1906).

Billard et Mornac. — Indications fournies par les variations de la tension superficielle des urines, sur l'opportunité de la balnéothérapie dans la fièvre typhoïde (Société de biologie, 14 octobre 1905).

Billard et Perrin. — Rapport entre la toxicité urinaire et la tension superficielle des urines (Société de biologie, 21 janvier 1905).

Billard et Perrin. — Variations de la tension superficielle des urines et de la toxicité urinaire au cours de quelques maladies (Société de biologie, 4 février 1905).

Bouchard. · · Leçons sur les auto-intoxications dans les maladies.

Bouchard et Brissaud. — Traité de Médecine (t. II).

Bordier. — Physique biologique (Collection Testut).

Brouardel et Gilbert. — Nouveau Traité de médecine et de thérapeutique, fascicule III.

Charrin. — Poisons de l'organisme (Collection Léauté).

Claude et Balthazar. — Détermination de la toxicité urinaire (Revue de Médecine, avril 1900).

Courmont. — Séro-pronostic de la fièvre typhoïde.

Duclaux. — Sur la tension superficielle des liquides (Annales de Chimie et de Physique, 1870, p. 378).

Duclaux. — Sur la tension superficielle dans la série des alcools et des acides gras (Annales de Chimie et de Physique, 1878, p. 76).

Ehrmann. — Recherches expérimentales sur la toxicité des urines pathologiques (Thèse de Nancy 1887).

Garès. — Des méthodes de recherche des pigments et sels biliaires dans les urines (Thèse de Toulouse, 1902).

Guye et Perrot. — Etude clinique sur l'emploi du compte-gouttes pour la mesure des tensions superficielles (Archives des Sciences physiques et naturelles de Genève. Série 4, 1901, p. 387).

Lené et Bousquet. — Toxicité urinaire et isotonie (Presse médicale, 26 mai 1900).

Marette. — Recherches sur les variations physiologiques de la toxicité urinaire (Thèse de Paris, 1893).

Meillère. — Sur la tension superficielle des urines (Société de biologie, 15 janvier 1902).

Perrin. — Relation entre la tension superficielle des urines et leur toxicité. — Application à la détermination clinique de la toxicité urinaire (Thèse de Lyon, 1906).

Teillot. — Tension superficielle des urines dans un cas de fièvre typhoïde (Province médicale, 2 juin 1906).

Teillot. — Renseignements pronostiques fournis par l'étude de la tension superficielle des urines au cours de la fièvre typhoïde (Centre médical, juin 1907).

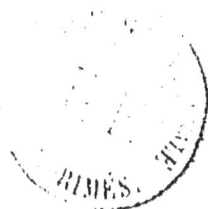

Toulouse. — Imp. J. FOURNIER, boulevard Carnot, 64.

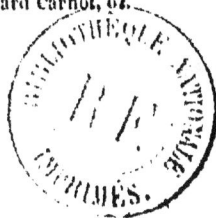

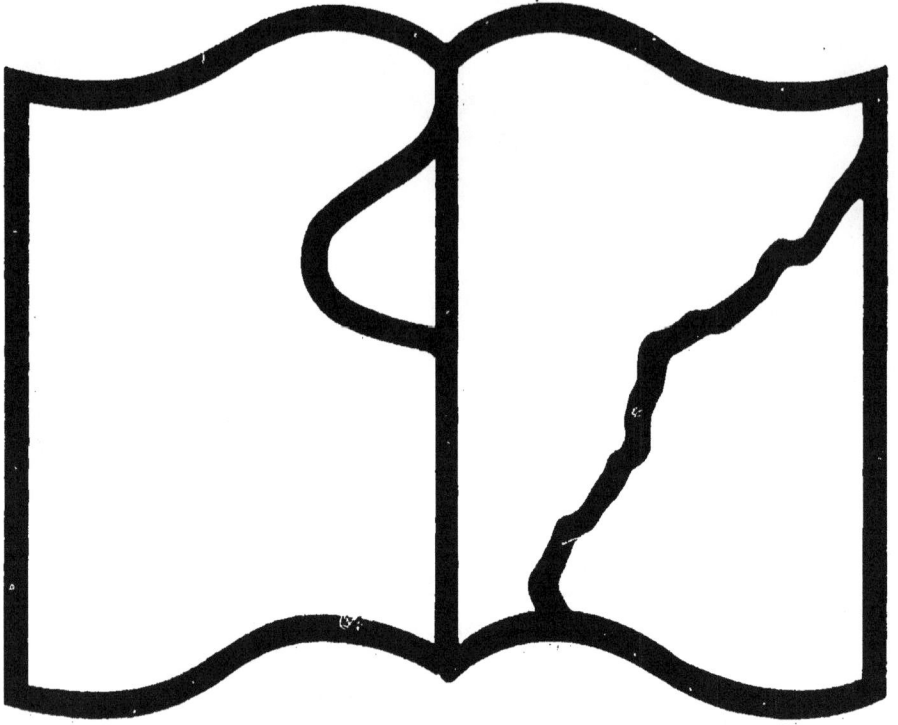

Texte détérioré — reliure défectueuse

NF Z 43-120-11

www.ingramcontent.com/pod-product-compliance
Lightning Source LLC
Chambersburg PA
CBHW071246200326
41521CB00009B/1654